VARIATIONS DE COMPOSITION

ET

RÉACTIONS CHIMIQUES

DES HUMEURS NORMALES ET MORBIDES

DE

L'APPAREIL GÉNITAL DE LA FEMME

VARIATIONS DE COMPOSITION

ET

RÉACTIONS CHIMIQUES

DES

HUMEURS NORMALES & MORBIDES

DE L'APPAREIL GÉNITAL DE LA FEMME

PAR LE

Dr P. MÉNIÈRE (d'Angers)

Professeur libre de gynécologie,
Membre de la Société de médecine pratique, de la Société française d'hygiène,
de la Société internationale des électriciens,
de la Société médicale du Xe arrondissement, correspondant de l'Académie
des sciences et belles-lettres d'Angers,
Officier d'Académie,
Officier de l'ordre du Nichan Iftikhar, de l'Ordre national du Venezuela, etc., etc.

PARIS

OCTAVE DOIN, ÉDITEUR
8, PLACE DE L'ODÉON, 8

1885

de composition

et

RÉACTIONS CHIMIQUES

DES HUMEURS NORMALES ET MORBIDES

de

L'APPAREIL GÉNITAL DE LA FEMME

CHAPITRE PREMIER.

RÉACTIONS CHIMIQUES DES HUMEURS NORMALES ET MOR-
BIDES DE L'APPAREIL GÉNITAL DE LA FEMME — A
PROPOS DE LA COMMUNICATION DE M. MARTINEAU SUR
L'ACIDITÉ DU PUS BLENNORRHAGIQUE (1).

M. le Dr Martineau, dans une communication récente à la Société obstétricale et gynécologique de Paris, a préconisé, comme
moyen de diagnostic différentiel des inflammations simples et
blennorrhagiques de l'appareil génital de la femme, la détermi-
nation de la réaction des sécrétions.

« Le pus de la blennorrhagie est *acide ;* ce caractère constitue
« le moyen de diagnostic le plus sûr des écoulements blennor-

---

(1) Journal des Connaissances médicales, n°s 23-24, juin 1885.

« rhagiques. Ainsi à vulvite, folliculite, vaginite simples, corres-
« pondent toujours des écoulements *alcalins*. Au contraire, à
« vulvite, folliculite, vaginite blennorrhagiques, un écoulement
« *acide*. » (*Ann. de gynécologie*, avril 1885.)

J'ai eu occasion d'étudier cette question il y a plusieurs années, alors que je cherchais la pathogénie humorale d'une forme de vulvite, non décrite, sur laquelle je me propose d'attirer prochainement l'attention de mes confrères, et en me reportant à mes expériences, je trouve un désaccord si formel entre ce que je considère comme scientifiquement indiscutable et les conclusions du travail de M. Martineau que je ne crois pas devoir laisser passer, sans protester, une opinion qui peut avoir les plus fâcheuses conséquences, non seulement au point de vue clinique, mais surtout au point de vue médico-légal et thérapeutique.

1° Les organes secréteurs de la vulve sont constitués par :

    a. Les glandes sudoripares ;
    b. Les follicules mucipares ;
    c. Les glandes de Bartholin ;
    d. Les follicules sébacés.

a. A l'état normal, physiologique, les glandes sudoripares, à la vulve comme ailleurs, sécrètent un liquide *acide*.

D'après le professeur Robin la sueur de la région inguino-vulvaire serait alcaline, non pas que les follicules sécréteraient un liquide alcalin, mais bien à cause de son mélange et de sa sursaturation par la matière sébacée.

Si le fait est soutenable théoriquement, et je le conteste parce que je ne crois pas à la miscibilité de ces humeurs et encore moins à leur neutralisation chimique à la température du corps, il est absolument infirmé par l'expérience. Le papier réactif bleu appliqué aux régions inguino-vulvaire, génito-crurale et vulvaire, a constamment et rapidement viré au rouge sous mes yeux, quelle que soit la constitution et la couleur des femmes soumises à cette observation.

On pourra m'objecter que quand on cherche à s'éclairer sur la nature des produits de sécrétion de la vulve, on n'a pas affaire à la sueur ; mais c'est là une erreur, car je me suis parfaitement rendu compte en examinant des femmes à des degrés fort divers de perspiration cutanée, que la face muqueuse des grandes et des petites lèvres et de ces dernières surtout, quand par leur développement elles proéminent à la vulve, est constamment recouverte de liquide sudoral. Il suffit pour s'en convaincre d'examiner une femme en pleine transpiration ; on voit la sueur couler sur tous ces points, ce qui n'a rien d'étonnant quand on songe à la connexité de ces parties, à la nature des frottements qu'elles ont à subir dans la marche et enfin à leur déclivité naturelle.

La sueur devient exceptionnellement neutre et alcaline dans les cas de sudation forcée avec ingestion considérable de liquides, et dans d'autres conditions parfaitement connues, particulièrement après ingestion de certains médicaments alcalins ; mais ce sont là des conditions anormales, expérimentales, et qui n'ont rien à voir dans l'espèce dont je m'occupe en ce moment.

Pratiquement et contrairement à l'opinion du professeur Robin, la sueur de toute la région vulvaire doit donc être considérée comme *acide*.

b. Il en est de même pour les sécrétions des follicules mucipares et quelle que soit leur situation ; j'ai successivement interrogé la réaction des follicules vestibulaires, péri-uréthraux, uréthraux latéraux, celle enfin du petit groupe qui est au-dessus des orifices des canaux excréteurs des glandes vulvo-vaginales, et je l'ai constamment trouvée *acide*.

c. Mais contrairement à l'assertion de Courty, le mucus filant et visqueux que l'on extrait facilement de la glande vulvo-vaginale par pression entre les doigts est toujours *alcalin*.

Ce fait avait d'ailleurs été reconnu par Huguier et Alph. Guérin et, à mon avis, il ne souffre pas d'exceptions, je n'en ai jamais rencontré. Au reste, quand on songe à l'analogie des glandes de Bartholin avec la glande de Cowper, nul doute que les liquides sécrétés n'aient une composition chimique et des propriétés physiques semblables.

d. Les follicules sébacés dont le nombre est considérable sur la face muqueuse des grandes lèvres et sur les nymphes fournissent une matière grasse, huileuse, appelée *sébacine*, peu abondante chez les femmes propres, ne faisant pour ainsi dire que vernir et protéger par sa nature la surface sur laquelle elle est excrétée, et qui se distingue par *l'absence de toute réaction* au papier de tournesol.

Sa composition chimique étudiée par mon savant maître et ami le Dr Lutz, dans un cas d'hypertrophie des glandes sébacées, la fait supposer alcaline, mais sur les points du corps où elle paraît plus abondante et la vulve est un de ces points, je l'ai toujours trouvée *neutre*. Il est certain qu'à une température élevée le tournesol rouge serait ramené au bleu, mais nous plaçant à un point de vue tout spécial, en ce moment, nous n'aurons pas à tenir compte de cette réaction de laboratoire.

Quant au smegma des petites lèvres ce n'est pas de la matière sébacée proprement dite, mais un mélange de sébacine et de lamelles épithéliales.

Le smegma du capuchon du clitoris n'a pas tout à fait la même composition, puisque l'examen microscopique y révèle la présence de quelques cristaux d'un acide analogue à l'acide stéarique, cependant comme le précédent il jouit à la température du corps d'une parfaite neutralité, et mes papiers réactifs les plus sensibles n'ont jamais décelé de réaction acide ou alcaline à moins de mélange avec les humeurs du voisinage.

Pour être absolument complet, j'ajouterai que j'ai recherché avec soin et dans bien des circonstances la nature des réactions fournies par les produits de sécrétion de l'urèthre et qu'il me paraît difficile de se prononcer formellement à ce sujet. Il y a là, en effet, beaucoup de causes d'erreur : la femme peut avoir uriné peu de temps avant l'examen et alors on constate l'une des deux réactions, suivant la composition de l'urine actuellement émise ; l'urèthre peut être béant et alors il sert de collecteur aux sécrétions des follicules mucipares péri-uréthraux et surtout vestibulaires ; d'autre fois il est tellement loin ou renversé qu'il fait presque partie du vagin dont il reçoit alors le mucus acide, ou alcalin provenant de l'utérus ; il paraîtra au contraire absolument sec, la muqueuse semblera n'être le siège d'aucune sécrétion et alors le papier réactif ne fournira aucune indication.

Enfin, il m'est arrivé trois fois chez des femmes à système pileux rouge-carotte d'obtenir au niveau de la saillie médiane du méat, que A. Guérin a comparé avec juste raison au *verumontanum*, une réaction alcaline sans qu'il y ait aucun signe d'uréthrite. Il existe bien à ce point des orifices glandulaires, il en existe certainement dans la continuité du canal, mais à l'état normal les liquides sécrétés sont évidemment fort minimes et malgré les recherches les plus patientes je n'ai encore pu arriver à me faire une opinion sur ce sujet.

Parmi les causes d'erreur possible, il ne faut pas oublier non plus que si la femme vient d'uriner, la face interne des nymphes et l'orifice du vagin donneront des réactions excessivement acides ou alcalines. Il peut en être de même pour les femmes à sphincter vésical faible, chez lesquelles le rire ou le moindre effort suffit pour laisser écouler quelques gouttes d'urine. On saura aussi, que si les follicules sébacés sont très abondants sur les petites lèvres (120 à 150 par centimètre carré) et particulièrement à leur surface interne, le produit sécrété est minime et presque constamment recouvert chez les femmes bien portantes et propres par les humeurs provenant des follicules mucipares, dont l'activité sécrétoire est infiniment plus active.

Enfin, la glande vulvo-vaginale ne sécrète qu'accidentellement (par pression mécanique ou excitation génésique), et il est très rare que l'on ait occasion de voir perler son liquide à l'orifice du canal d'excrétion.

Des données précédentes et des considérations relatives aux causes multiples d'erreur qui les suivent, il résulte que, *seuls, des mucus acides* humectent constamment et normalement la surface de la vulve.

Il est donc certain que, toutes les fois que l'on se trouvera en présence d'une femme bien portante, qui pratique le lavage quotidien, qui a uriné longtemps avant l'examen, qui n'est pas atteinte d'endométrite catarrhale ou inflammatoire, qui n'aura pas pris d'injection médicamenteuse depuis vingt-quatre heures, ni ingéré de médicaments alcalins tels que l'iodure de potassium, le papier de tournesol bleu appliqué sur un point quelconque de la vulve virera plus ou moins rapidement au rouge.

Sous l'influence d'une inflammation légère simple, les mucus sécrétés deviennent plus abondants, leur composition immédiate et microscopique se modifie, mais hors le cas d'herpès ou d'eczéma (alcalin), le papier donnera encore la réaction *acide*.

Enfin, l'inflammation acquiert-elle son maximum d'intensité ? L'aspect, la composition et la virulence des écoulements sont totalement changés, mais on constate toujours la réaction *acide*.

Avant mes expériences, j'avais toujours supposé et je crois

encore que dans certaines conditions pathologiques, les réactions sont susceptibles de changer, car si l'on peut admettre que du mucus chargé de leucocytes ou d'une quantité relativement restreinte de globules de pus se maintient acide, on comprend difficilement qu'avec une inflammation intense, une humeur qui n'est presque plus que du pus ne soit pas alcaline. Cependant, je n'ai jamais pu le constater et M. Martineau nous enlèverait toutes nos illusions à cet égard, si ses conclusions mêmes ne nous fournissaient un argument en faveur de cette supposition.

Il est possible, en effet, que dans les cas où il a trouvé des vulvites et folliculites à sécrétions alcalines. il ne se soit agi que de vulvites blennorrhagiques franchement purulentes, ou de vulvites simples compliquées d'affections herpétiques ou eczémateuses ; je suis très porté à croire cependant que l'erreur est venue d'un autre côté et particulièrement de la présence à la vulve des produits de sécrétion de la muqueuse utérine, humeurs qui sont toujours *alcalines*. Ce que j'ai tenu à établir avant tout et ce qui me paraît indiscutable, c'est qu'à l'état normal, à l'état inflammatoire et enfin à l'état blennorrhagique, les mucus de la vulve sont pour ainsi dire inévitablement acides, puisque mes réserves ne portent que sur des cas exceptionnels et fort hypothétiques, et dans de telles conditions je nie la possibilité de préciser la virulence ou la bénignité d'un écoulement par la simple indication fournie par le papier réactif.

Il y aurait même danger à attacher la plus petite valeur à ce procédé, dans un cas où la simple rougeur des parties génitales externes, un écoulement léger pourraient faire soupçonner une affection vénérienne,

Que l'on ait par exemple à donner un avis formel au sujet d'une jeune fille, soupçonnée d'avoir été l'objet d'une tentative de viol, ou bien qu'il s'agisse de renseigner une femme au sujet de son mari : dans un cas comme dans l'autre, que l'enfant ait été ou non violée, que le mari soit ou non blennorrhagique, le tournesol donnera fatalement la réaction acide.

Il est donc évident, comme je le disais en commençant, qu'au point de vue clinique, au point de vue médico-légal, ou même au simple point de vue de la consultation d'une mère inquiète ou d'une épouse défiante, ce diagnostic chimique pourrait avoir de graves conséquences, et je suis étonné que le savant médecin de Lourcine ait risqué une formule aussi précise, sans avoir étudié autre chose que des états pathologiques.

2° Si, faisant un pas en avant, nous arrivons au mucus vaginal, nous voyons, et ce n'est un secret pour personne, qu'il est toujours *acide*, plus ou moins il est vrai, mais jamais alcalin. Tout au plus pourrait-il le devenir ou le paraître quand il y a de l'endométrite, le mélange des deux sécrétions pouvant amener leur neutralisation et même la prédominance de réaction des liquides fournis par la muqueuse utérine; mais c'est là un fait d'exception dont il suffit d'être prévenu pour éviter toute erreur au moment d'une expérience. Et, d'ailleurs, le gynécologue saura distinguer à l'œil, au fond du spéculum ou même à l'orifice du vagin, le mucus vaginal du mucus endo-cervical, si l'un des deux seulement est le résultat d'une sécrétion morbide.

Quant au mucus corporéal, il se mélange, à cause de sa fluidité, avec le mucus vaginal, et en change facilement la réaction. Il y là une cause d'erreur que je signale en passant.

Dans la leucorrhée vaginale, le mucus est mélangé de nombreuses cellules épithéliales, et peut acquérir l'aspect lactescent que l'on rencontre tout à la fois dans la vaginite torpide des scrofuleuses, dans la vaginite congestive et granuleuse des femmes enceintes, et dans la blennorrhée vaginale chronique.

Dans tous ces cas, le papier de tournesol vire au rouge, et, à l'aide de mes endoscopes virginaux, je constate journellement la même réaction chez des vierges et chez des enfants de 8 à 12 ans, soumises à mon examen pour de simples leucorrhées.

Dans de telles conditions, l'échafaudage de mon savant contradicteur ne tient plus debout, et il me paraît superflu de pousser bien loin la discussion.

3° Pour ce qui concerne l'utérus, je suis en mesure d'affirmer que, soit à l'état sain, soit à l'état inflammatoire, on obtiendra toujours (ou 1,990 fois sur 2,000, si l'on veut) la réaction *alcaline* dans la cavité du col, aussi bien que dans celle du corps; ce qui ne prouve pas qu'une fois par hasard (c'est-à-dire 1 fois dans 200 cas, suivant la statistique de M. Martineau), par une cause mal connue, mais non impossible, et j'y reviendrai tout à l'heure, cette réaction ne pourra être différente; mais j'en doute tellement que je n'y croirai que le jour où j'en aurai eu la démonstration pratique.

Il y a quelques années, Charrier a rapporté des observations de guérison de stérilité par les injections de bicarbonate de soude; pour notre regretté confrère, la stérilité était due, dans ces cas particuliers, à l'acidité des sécrétions utérines; des femmes stériles se présentant très fréquemment à notre examen, j'ai recherché, mais vainement, la justification de cette hypothèse, et je conserve tous mes doutes à ce sujet.

La lecture du Traité d'hygrologie du professeur Ch. Robin n'a fait, d'ailleurs, qu'accroître mes convictions sur la plupart de ces questions; car il en ressort, de la façon la plus positive, que, si les humeurs du corps humain changent vraisemblablement de composition immédiate sous des influences multiples, l'urine seule, entre toutes, peut osciller entre les deux extrêmes de l'acidité et de l'alcalinité, et les atteindre.

Il n'est pas indifférent d'ajouter que, parmi les humeurs morbides, le pus, ordinairement alcalin, est parfois neutre et même acide. Et il suffit, pour cela, que l'acide pyique, qu'il contient toujours, soit produit en grande quantité; dans ce cas, une partie reste à l'état libre.

Chez le petit nombre de femmes (10 sur 2,000) où M. Martineau a cru trouver la réaction caractéristique, pour lui, de l'endométrite blennorrhagique acide, l'erreur peut trouver sa cause dans cette dernière observation; mais je suppose plutôt qu'elle est due à l'imperfection du procédé de recherche.

A l'époque où je me livrai à cette étude, j'essayai successivement des papiers de tournesol bleus, rouges, minces, épais, du papier au curcuma, des liqueurs de violettes, etc... Notre distingué collègue M. F. Vigier voulut bien me préparer une série de ces réactifs, et c'est au papier épais de tournesol, à nuance intermédiaire (bleu rougeâtre), que je m'arrêtai définitivement, tout en utilisant les papiers bleus et rouge franc dans les cas non douteux ou comme contrôle; un papier ainsi préparé permet de voir immédiatement la réaction; si on a affaire à un liquide alcalin, il prend une teinte bleue franche; dans le cas contraire, il rougit davantage, et, grâce à son épaisseur, on ne commet pas d'erreur. Un papier rouge très mince, mouillé à l'eau simple peut, en effet, sembler verdir ou bleuir sous un certain jour.

Là doit s'arrêter cette étude, un peu ardue pour les médecins, mais à laquelle je n'ai pas craint de donner une certaine extension, en raison de l'intérêt pratique qu'elle présente et du retentissement que peut avoir la communication de M. Martineau.

J'ai signalé les principales causes d'erreur, mais j'ai dû négliger la technique de mes procédés de recherche, ce qui m'aurait entraîné beaucoup trop loin.

Il ressortira de cette note, que je pourrai compléter si l'occasion m'en est fournie, que, contrairement à l'opinion de M. Martineau :

1° La constatation d'acidité d'un écoulement vulvo-vaginal ne prouve nullement qu'il est ou non blennorrhagique ;

2° Les inflammations vulvo-vaginales à sécrétions alcalines restent à démontrer ;

3° L'endométrite à réaction acide est le résultat soit d'une erreur d'expérimentation, soit de la transformation du pus, transformation connue et signalée à la surface des plaies, par conséquent en dehors de toute inflammation blennorrhagique.

APPENDICE.

Au moment de mettre sous presse cette brochure, je trouve, dans le compte rendu de la séance du 9 juillet de la Société obstétricale et gynécologique de Paris, la réponse ci-dessous à mon article du Journal des Connaissances médicales.

« M. Martineau désire dire quelques mots sur ce fait, qu'il a signalé « dans une des dernières séances, l'acidité du pus blennorrhagique. « *On a contesté la valeur de ce signe.* Mais la contestation n'a eu sa « raison d'être que parce que, dit-il, je n'ai pas eu les loisirs d'exprimer « complètement ma pensée. J'ai dit qu'on pouvait reconnaître une va- « ginite simple d'une vaginite blennorrhagique, rien que par l'acidité « de la sécrétion virulente. Or, je n'étais pas autorisé à dire qu'en dehors « de la blennorrhagie, le liquide vulvaire était toujours alcalin. *Donc,* « *dans certains cas, ce caractère d'acidité ne constitue pas un élément* « *suffisant pour le diagnostic.*

« Mais le fait acquis, c'est que le liquide blennorrhagique est tou-
« jours acide, et, qu'en outre, il renferme le gonococcus de Neisser. »

Après tout ce que j'ai dit, il est inopportun de rentrer dans la discussion à laquelle prêterait le peu de clarté de la première partie de
cette citation textuelle. Je n'en retiendrai que ce fait capital, à savoir
que le *caractère d'acidité ne constitue plus un élément suffisant pour
le diagnostic* depuis ma contestation, et je demanderai à M. Martineau
ce que vaut l'acquisition de la connaissance de l'acidité du liquide blennorrhagique, du moment où il est acquis que les liquides non blennor-
norrhagiques de la vulve et du vagin le sont également ? Pour montrer
combien le clinicien éminent est peu hygrologiste, il suffit, d'ailleurs,
de lire le chapitre « Analyse des liquides », d'une leçon publiée dans le
numéro de juillet 1885 des Annales médico-chirurgicales. On y trouve,
par exemple, ceci : *Le liquide de la vulve est séreux, légèrement visqueux* — lequel ? Est-ce celui des glandes de Bartholin, ou celui des
follicules mucipares ? *Il est alcalin, quoique rapidement en présence
de l'air il subisse une fermentation acide !* Il en est de même pour le
liquide du vagin, qui, *pour ainsi dire*, est toujours acide. Enfin, on a
trouvé à Lourcine le liquide purulent de la glande de Bartholin *acide*,
et comme on trouve dans cet hôpital modèle tout ce qu'il faut pour as-
seoir les théories les plus risquées, on y a rencontré une Bartholinite
purulente *neutre*. Il est vrai qu'il s'agissait d'une bartholinite traumatique
par excès de coït. Certainement, le papier réactif deviendra un précieux
auxiliaire quand une femme restera muette ou qu'on n'osera lui poser
des questions indiscrètes. L'appendice des leçons cliniques sur la blennorrhagie contient des erreurs du même genre, mais j'arrêterai là une
discussion qui, poussée plus loin, pourrait faire supposer que j'y mets
une certaine acrimonie et que j'agis sous l'influence d'une animosité
personnelle qui n'existe pas. J'honore et j'estime M. Martineau, je lis
et suis avec intérêt ses nombreux travaux, je regrette donc d'avoir à
lui reprocher d'aussi importantes erreurs. Mais, en ma qualité de gynécologue *pratiquant et non théorisant*, je ne crois pas devoir leur laisser
prendre cours dans la science.

CHAPITRE II (1).

VARIATIONS DE COMPOSITION DES HUMEURS NORMALES
DE L'APPAREIL GÉNITAL DE LA FEMME.

Je n'ai eu dans ce qui précède d'autre but que de démontrer la double erreur dans laquelle était tombé M. Martineau en donnant d'une part comme réaction pathognomonique de la blennorrhagie l'*acidité* et en créant d'autre part des *inflammations à sécrétions alcalines.*

Ce premier point bien établi et rigoureusement indiscutable selon moi, je ne voudrais pas laisser supposer que je considère comme invariable la composition immédiate des humeurs de l'appareil génital de la femme, et je me propose de prouver maintenant, que, tout en conservant, vis-à-vis du tournesol, leur réaction normale, les propriétés physiologiques et la constitution chimique de ces mêmes humeurs sont susceptibles de profondes et fréquentes modifications.

En effet, sous les influences les plus variées tous les mucus de l'appareil génital de la femme tendent simultanément vers deux buts différents : acidification extrême des humeurs vulvovaginales et diminution de l'alcalinité des mucus utérins *ou* diminution de l'acidité des premières avec augmentation d'alcalinité des dernières.

Le premier état coïncide avec des influences pathologiques ou dépressives de l'état général, le deuxième avec la santé plus ou moins parfaite.

A l'appui de cette double proposition et en dehors des considérations qui vont suivre, je commencerai par affirmer que plus une femme est bien portante et plus l'action du mucus utérin sur le

---

(1) Journal des Connaissances médicales, n°ˢ 27, 28, 29 juillet 1885.

papier de tournesol rouge est intense, moins l'acidité des mucus vulvo-vaginaux est manifeste.

Ce premier point nous amène forcément à chercher la solution d'une question d'humorisme sexuel peu connue et à peine entrevue jusqu'à présent, et je vais essayer d'en poser les bases, car elle présente un intérêt réel au point de vue d'états morbides multiples et mal expliqués ; elle me permettra d'ailleurs d'en tirer une conclusion intéressante dans l'étude que je poursuis en ce moment.

Le nombre des espèces de parties liquides qui prennent part à la constitution de l'organisme humain est de cinquante-cinq d'après le professeur Robin. Bien que le poids relatif de chacune de ces humeurs ne puisse être déterminé mathématiquement, il n'en est pas moins évident que le sang, la lymphe et le chyle représentent les neuf dixièmes et peut-être plus de la totalité des humeurs. On peut donc dire que dans l'espèce humaine la somme de base alcaline est plus considérable que la somme d'acide. C'est ainsi dans un milieu alcalin que s'accomplissent les réactions et mutations biologiques qui président aux fonctions les plus importantes de l'existence, digestion, absorption, sécrétions, etc. ; et cela est tellement vrai que l'ingestion des médicaments alcalins est le plus souvent utile et ne devient nuisible qu'en cas d'abus, tandis que les acides ou les états morbides qui tendent à diminuer l'alcalinisation normale des humeurs tuent très rapidement.

Dans un travail récent (1) publié dans les colonnes de ce journal, le Dr V. Galippe, dont la haute compétence et l'expérience ne sauraient être mises en doute dans les questions de chimie biologique et d'odontologie, a consigné certaines données qui viennent à l'appui de l'opinion que je veux faire prévaloir. C'est ainsi qu'il assure que la vulnérabilité des dents chez la femme est plus grande que chez l'homme, non seulement à cause des modifications humorales auxquelles elle est constamment soumise par le fait de la menstruation, de la grossesse, de la lactation, etc., mais encore par le fait indubitable de la *moindre alcalinité de ses humeurs*.

---

(1) Recherches sur les propriétés physiques et la constitution chimique des dents. Galippe, 1885. — G. Masson, éditeur.

Il rappelle également que Ch. Bouchard a professé une opinion semblable à propos de la plus grande fréquence de la lithiase biliaire chez la femme et de son évolution et que Landouzy de son côté a tenté de donner la pathogénie du rétrécissement mitral manifestement encore prédominante chez la femme par l'application de ces mêmes données d'humorisme sexuel.

Or, ce que Galippe, Bouchard, Landouzy ont supposé en se basant sur des faits cliniques que chacun d'eux a pu observer dans sa pratique spéciale ne doit plus être une hypothèse, car l'appareil génital de la femme va nous en fournir la démonstration matérielle.

Il me suffira, en effet, d'invoquer des faits cliniques et thérapeutiques bien connus et d'étudier les variations de composition chimique et microscopique des humeurs sexuelles pour arriver à faire cette preuve.

A l'approche ou à la fin des règles et particulièrement aussi dans la dernière période de la grossesse, il n'est pas rare de voir après le coït apparaître des blennorrhées ou l'herpès préputial chez les hommes les plus sains et alors qu'aucun soupçon ne peut planer sur la femme. J'ai dans ma clientèle une dame dont le mari est atteint d'herpès préputial à chaque fois qu'il a des rapports avec elle dans les conditions précédentes. Si cet accident s'était produit deux ou trois fois on pourrait douter; mais depuis dix ans il a eu lieu plus de trente fois et se serait produit bien davantage si certaines précautions n'étaient prises de part et d'autre. Voilà un exemple bien probant de modification humorale chez la femme et d'autres l'ont observé avant moi, j'en suis convaincu. Si je ne tenais à écarter les observations de ce court travail, je pourrais citer plusieurs autres cas qui me permettent d'affirmer aujourd'hui que, dans les environs de la période menstruelle et pendant la grossesse, non seulement la quantité mais la qualité des mucus vaginaux et utérins se modifient. Je rappellerai en passant que les spermatozoïdes meurent très rapidement dans le mucus vaginal de la grossesse.

Il est également certaines formes de prurit vaginal et vulvaire dans lesquelles la cause réside tout entière dans un changement de composition humorale et que l'on ne saurait expliquer autrement.

M.   2

Le prurit vaginal est fréquent chez les femmes âgées à l'époque de la ménopause, c'est-à-dire à un moment où la congestion des organes pelviens, insuffisante pour amener l'écoulement sanguin, suffit parfaitement à augmenter les sécrétions et par conséquent à en modifier la qualité, car toutes les fois qu'il y a hypersécrétion de ce côté, le papier réactif et le microscope décèlent des modifications nettement appréciables ; je le démontrerai plus tard.

Le prurit vulvaire est fréquent à l'approche des règles et pour certaines femmes il est l'avant-coureur obligé de la menstruation ; pour d'autres, il apparaît avec la cessation de l'écoulement. La grossesse entre également pour une grande part dans l'étiologie du prurit. Fréquemment il coïncide avec le début du carcinome (West). On le rencontre chez les femmes fatiguées ou insuffisamment alimentées, et toutes les fois que la constitution est en état de déchéance.

Enfin, certaines névroses de l'appareil génital peuvent exciter les sécrétions locales qui déterminent secondairement le prurit.

J'omets à dessein le prurit des diabétiques qui est dû à une cause similaire, mais en dehors du cadre de cette étude.

Dans tous ces cas, l'hypersécrétion a amené une modification de qualité des humeurs qui a réagi sur les nerfs sensitifs des muqueuses vulvaires ou vaginales, et déterminé un besoin de grattage d'autant plus vif que l'épithélium se desquame davantage et que le frottement ne fait conséquemment qu'exaspérer.

Parmi les causes générales les plus fréquentes de modifications des humeurs génitales, il faut citer le lymphatisme, la chlorose, l'aménorrhée ; les changements de climats, le froid, l'humidité y prédisposent certainement ; ainsi, dans les districts marécageux de la Hollande, de la Belgique et de l'Angleterre, la leucorrhée idiopathique est plus fréquente qu'ailleurs. A Paris, en raison des mauvaises conditions générales d'alimentation, d'hygiène et d'excès de toute sorte, les deux tiers des femmes sont leucorrhéiques, alors qu'en province les proportions sont renversées.

Le café au lait modifie incontestablement les sécrétions génitales, bien que l'explication de ce fait nous échappe. Enfin, l'allaitement prolongé, la phthisie, les dyspepsies graves produisent le même résultat par abaissement de la richesse nutritive des humeurs constituantes de l'économie.

La diminution subite de la transpiration et l'arrêt du lait sont également deux causes peu connues et signalées autrefois par Lisfranc d'hypersécrétion immédiate des muqueuses génitales.

Mais dans quel sens se sont modifiées ces sécrétions vaginales ? Elles sont devenues plus acides, et plus les perturbations organiques sont grandes, plus l'affaiblissement général de la femme se fait sentir, plus l'acidité des mucus vulvo-vaginaux s'accentue.

C'est là, du moins, ce que l'expérience m'a enseigné.

Quant aux moyens que j'ai dû employer pour arriver à ces constatations, je dois les donner très sommairement. Qu'il me suffise de dire qu'à l'aide de papiers réactifs de 5 à 6 bleus différents, depuis le bleu foncé jusqu'au bleu légèrement rouge, on peut, avec une certaine habitude, déterminer le degré d'acidité relative de ces mucus. On doit également tenir compte de la rapidité avec laquelle le papier rougit.

Le microscope donne des renseignements plus précis encore.

On sait qu'à l'état normal le mucus vaginal est rarement incolore, presque toujours il a l'apparence du lait, mais il ne contient, en suspension, que des lamelles épithéliales.

Au moindre trouble dans la sécrétion on y rencontre le bactérium termo, des vibrions, le leptothrix vaginalis, et enfin le trichomonas vaginal décrit par Donné en 1837. Le muguet peut aussi s'y trouver, mais il se cantonne ordinairement à la vulve. Et ces parasites animaux et végétaux vivent et se développent d'autant plus à l'aise que le mucus devient plus acide. On sait, en effet, car l'expérience en a été faite, que ces micro-organismes, transplantés, d'une femme à une autre, continuent à vivre, ou meurent très rapidement, suivant la valeur du nouveau terrain, c'est-à-dire suivant l'état isomérique des principes constitutifs du nouveau mucus. Et plus les mucus vaginaux contiennent de trichomonas plus la réaction sur le papier de tournesol est violente.

En présence de tous ces faits peut-on supposer un seul instant que le mucus vaginal soit susceptible de devenir neutre ou même alcalin ? Non, c'est absolument inadmissible, et ceux qui ont vu le papier de tournesol bleuir dans ces conditions ne se sont pas doutés qu'ils l'avaient plongé dans du mucus utérin qui bien souvent prédomine et a le même aspect que le mucus vaginal quand il vient de la cavité corporéale.

S'il est possible de démontrer et d'affirmer la transformation dans le sens que j'ai indiqué pour le vagin, cela devient plus difficile pour l'utérus. A l'état normal, la sécrétion est alcaline, on peut même dire très alcaline chez quelques femmes, car le papier de tournesol rougi vire au bleu avec autant de rapidité et d'intensité que si on le plongeait dans une solution de carbonate de potasse.

Dans le catarrhe utérin, et alors que le mucus commence à se troubler, l'alcalinité est moins forte, et cette alcalinité paraît d'autant plus diminuer que la sécrétion est plus considérable et plus opaque.

De là à supposer qu'elle puisse devenir acide, il y a loin, car, dans l'endométrite purulente la réaction est encore très nette, et je mets au défi un observateur compétent de trouver un mucus utérin, serait-il blennorrhagique, acide. Toutes les fois que cette erreur a été commise, elle provenait évidemment de ce que l'on avait négligé d'essuyer le museau de tanche, avant d'introduire le papier réactif dans le méat dont la partie antérieure doit également être débarrassée du mucus dans une étendue de quelques millimètres.

Il est fort possible, en effet, que dans certaines conditions de béance de l'orifice externe le mucus vaginal ne se borne pas à souiller le col et qu'il pénètre un peu dans la cavité cervicale. Quoi qu'il en soit, les expériences de Donné sur les conditions d'existence des animalcules spermatiques peuvent jeter un certain jour sur ce dernier point.

Dans un travail peu connu, et qui remonte à 1837, Donné met en contact le sperme avec les différents liquides de l'économie et découvre que les spermatozoïdes continuent à vivre dans le sang, dans le lait, dans le pus, dans les mucus vaginaux normaux et même dans les sécrétions leucorrhéiques, à la condition que le mucus vaginal ne soit pas trop acide ni le mucus utérin trop alcalin.

Au contraire, dans la salive et dans l'urine ces animalcules meurent vite.

Si ces expériences avaient été poussées plus loin, il aurait certainement trouvé que la sueur, en raison de son extrême acidité, était un milieu défavorable, tandis que dans certaines salives ou urines pathologiques les résultats auraient été opposés.

Donné a également constaté que les spermatozoïdes vivaient bien dans le mucus plus ou moins purulent. — Le pus en somme ne leur nuit pas et cependant dans 6 cas il a vu le mucus tuer les spermatozoïdes. Une fois c'était du mucus utérin de vierge, il était clair, transparent, pur et ne présentait aucune altération apparente. Deux fois c'étaient des mucus provenant de cols ulcérés, saignants.

Il en conclut que l'excès d'alcalinité a été la cause déterminante de ce fait.

Ainsi donc, les spermatozoïdes peuvent continuer à vivre dans des liquides acides ou alcalins, mais à la condition que ni l'acidité ni l'alcalinité ne soient trop prononcées. Or, le sperme, le mucus utérin et le mucus tubaire étant alcalins, on doit supposer que si les spermatozoïdes supportent une légère acidité des humeurs, ils sont plus à l'aise et dans des conditions physiologiques meilleures dans les liquides alcalins, et on se demande dans quel but la nature a donné comme réceptacle au sperme une cavité à parois acides, étant donné que ce n'est pas immédiatement, mais au bout de quelques heures ou plus que les spermatozoïdes remontent vers la cavité utérine. J'ai entendu dire plusieurs fois par Demarquay, pendant mon internat à la Maison de Santé, qu'il avait senti souvent en pratiquant le toucher vaginal, le col se déplacer et venir pour ainsi dire au-devant du doigt.

Il en concluait qu'au moment du coït le même mouvement automatique se produisait, en même temps que l'organe pratiquait une sorte d'aspiration à la faveur de laquelle le sperme était entraîné vers la cavité utérine. Je rappelle cette théorie parce qu'elle émane de l'un de nos maîtres les plus autorisés, mais bien des faits tendent à l'infirmer et je continue à supposer que la cavité vaginale reste dépositaire pendant un certain temps du liquide vaginal, puisque vingt-quatre heures après le coït on retrouve dans les culs-de-sac vaginaux des spermatozoïdes vivants.

Il est bien certain qu'au moment du rapprochement sexuel l'intromission du membre viril entraîne l'introduction du liquide alcalin des glandes de Bartholin, qui sécrètent abondamment à ce moment, même chez les femmes passives au point de vue voluptueux ; que d'autre part la quantité de sperme émise est à elle seule plus que suffisante pour saturer l'excès d'acide du mucus vaginal, et qu'enfin, nous savons que les spermatozoïdes continuent à prospérer dans un liquide légèrement acide, mais nous ne trouvons dans ces faits qu'une juste et indispensable compensation, et nous continuons à nous demander pourquoi le mucus vaginal est acide.

De toutes les hypothèses auxquelles je me suis arrêté, voici la seule qui me paraisse acceptable.

Quand on plonge successivement le papier réactif dans le sperme et dans le mucus utérin, on s'aperçoit qu'il bleuit bien plus dans le premier de ces liquides ; on sait, d'autre part, que la vitalité des spermatozoïdes paraît d'autant plus grande qu'ils sont dans un mucus utérin plus pur. « Dans le milieu « femelle, dit Ch. Robin, ils sont bien plus énergiquement « mobiles que dans le liquide spermatique même, aussi les « spermatozoïdes qu'on prend sur le col de l'utérus et dans « le mucus vaginal, dans le mucus du col ou dans le mucus « du corps, soit sur la femme, soit sur les animaux, ces sperma- « tozoïdes, dis-je, sont doués de mouvements beaucoup plus ra- « pides que ceux qu'ils présentent dans le liquide spermatique, « soit au moment de l'éjaculation, soit quelques instants après. »

Si les spermatozoïdes sont plus à l'aise dans un mucus tout aussi dense mais moins alcalin, tel que le mucus utérin, il est évident que la présence du mucus vaginal acide, dans la portion de l'appareil génital où ils doivent faire antichambre, — que l'on me passe l'expression — ne saurait qu'être favorable puisqu'il tend à diminuer légèrement l'alcalinité du sperme.

Les spermatozoïdes plus vivaces peuvent alors circuler à la surface du col, et dans le nombre il s'en trouve qui rencontrent le mucus utérin ou sont accrochés par les cils vibratiles de l'épithélium cervical qui les entraîne vers la cavité du corps de l'utérus. L'acidité du mucus vaginal peut donc avoir sa raison d'être et faute d'explication meilleure on peut se contenter de celle-là qui me paraît absolument correcte.

Un dernier point obscur dans cette question des humeurs de l'appareil génital est celui qui a trait aux guérisons probables de stérilité par certaines cures hydro-minérales.

Il est arrivé souvent que les eaux alcalines ou sulfureuses, prises aux sources, ont fait disparaître des stérilités datant de plusieurs années, alors que l'utérus et les ovaires n'étaient le siège d'aucune affection appréciable; on a vu plusieurs fois même des femmes stériles soumises au traitement alcalin pour des affections gastriques, hépatiques ou autres, devenir enceintes immédiatement après la cure.

Tout récemment j'ai observé le même fait chez une femme atteinte de coliques hépatiques, stérile depuis quatorze ans, fatiguée des eaux de Vichy qui ne paraissaient amener aucun résultat et à laquelle j'avais conseillé une cure de raisin qui, en somme, est un traitement alcalin potassique puissant et trop peu employé à mon avis.

Non seulement son foie qui avait résisté à trois saisons de Vichy fut amélioré considérablement, mais une année ne s'était pas écoulée qu'elle était devenue mère.

Enfin, comme je l'ai dit plus haut, Charrier a publié quelques observations dans lesquelles il aurait obtenu la guérison de la stérilité par des injections de bicarbonate de soude.

Le traitement institué par Charrier, répondait non à un fait clinique précis, mais à une théorie dont il avait sans doute puisé le germe dans le livre de Donné qui, d'ailleurs, a conseillé exactement le même traitement (1837).

Voici, en effet, les conclusions de ce travail, lu à la séance de la Société de médecine du 24 avril 1880 :

« Dans quelques cas rares, chez une femme parfaitement por-
« tante, les sécrétions utéro-vaginales peuvent être acides, ainsi
« que le démontre en rougissant le papier de tournesol trempé
« dans ce liquide. »

L'auteur paraît ignorer que les sécrétions utéro-vaginales se composent de la sécrétion utérine *alcaline* et de la sécrétion vaginale *acide*. Son papier réactif est devenu rouge parce qu'il a été trempé dans le mucus vaginal, et il ne saurait en être autrement.

« Cette acidité peut être un obstacle absolu à la fécondation,
« les spermatozoïdes étant frappés de mort, même dans un mi-
« lieu légèrement acide. »

Or, ceci est absolument faux ; les spermatozoïdes continuent
à vivre dans les milieux *légèrement* acides ; s'il en était autrement,
pas une femme ne pourrait être fécondée, à moins d'admettre
que le sperme est projeté directement dans ia cavité cervicale.

« Pour remédier à cet état anomal des liquides utéro-vaginaux,
« il faut avoir recours au traitement alcalin (boissons, bains,
« injections). »

J'admets que le traitement alcalin puisse être utile dans certaines stérilités dues à des états humoraux défectueux ; mais
dans l'espèce, le succès thérapeutique ne donne pas la clef de la
cause de la maladie, et cette dernière conclusion est aussi fausse
que la précédente.

« Cet état acide disparaissant et les liquides étant devenus
« neutres, l'obstacle est levé et la conception peut avoir lieu. »

La sécrétion utérine, pas plus que la sécrétion vaginale, ne
sont capables de devenir neutres, je le nie formellement.

M. Martineau n'est donc pas seul à avoir fait fausse route dans
cette question délicate des réactions chimiques des humeurs de
l'appareil génital de la femme.

Sims affirme, dans ses leçons de clinique gynécologique, qu'il
lui a suffi de vérifier le degré d'acidité du mucus vaginal avec le
papier réactif, pour prédire que ce mucus empoisonnerait probablement les spermatozoïdes et amènerait la stérilité ; et il a constaté plusieurs fois la mort de tous les spermatozoïdes (5 à 6
minutes) après le coït.

Sims est plus précis ; mes expériences et mes idées confirment
ce qui précède, mais je voudrais savoir comment il a constaté le
degré d'acidité du mucus vaginal ; d'autre part, je ne crois pas
que la qualité chimique des produits leucorrhéiques suffise absolument à tuer les spermatozoïdes ; il faut que ces produits aient
subi des modifications intimes plus profondes et probablement
de l'ordre des modifications isomériques, que l'on considérait,
il y a vingt ans, avant la découverte des microbes, comme la
cause de la virulence des humeurs.

Cependant, comme tous ces phénomènes sont intimement liés,
qu'à l'hypersécrétion vaginale correspond un excès d'acidité du

mucus, et que l'excès d'acidité est favorable au développement des microorganismes, sous l'influence desquels se produisent vraisemblablement des modifications isomériques et réciproquement, la stérilité de cause humorale peut être attribuée à l'excès d'acidité du mucus vaginal ou à l'excès d'alcalinité du mucus utérin, et diagnostiquée dans les deux cas par le papier réactif, qui ne le cède en rien comme procédé pratique à l'analyse chimique et à l'examen microscopique.

Le Dr Noeggerath, de New-York, a communiqué à la Société américaine de gynécologie (13 septembre 1876) un travail tendant à démontrer que la fréquence de la blennorrhagie explique la fréquence de la stérilité dans les grandes villes.

Cette théorie... américaine a le malheur de n'être basée sur aucun fait précis et d'être battue en brèche par les expériences multiples et si consciencieuses de Donné, qui a constaté, le microscope en main, que les spermatozoïdes pouvaient vivre *longtemps*, non seulement dans les liquides leucorrhéiques, mais dans le liquide purulent de la vaginite et même dans celui contenant des trichomonas, qui caractérisent pour lui la leucorrhée blennorrhagique.

En somme, et bien que cette question de stérilité envisagée dans ses seuls rapports avec les modifications humorales soit très complexe, il ne faut pas perdre de vue que :

1º Les spermatozoïdes cessent d'évoluer dans un milieu trop acide, trop alcalin, ou dans lequel dominent d'autres microorganismes ;

2º Que des succès ont été obtenus contre la stérilité dans les stations thermales alcalines et sulfuro-alcalines.

Or, on sait depuis longtemps que l'introduction à haute dose de sels à acide végétal, qui dans l'organisme se transforment en carbonates et sont sous cette forme éliminés par l'urine (tartrates, acétates, citrates, malates), lui donnent très rapidement la réaction alcaline.

C'est pour les mêmes motifs que l'urine des carnivores est acide et celle des herbivores alcaline.

L'ingestion a dose élevée et continue des eaux alcalines naturelles produit les mêmes effets, et du moment où l'urine est modifiée à ce point, on ne saurait mettre en doute que le sang, la lymphe et le chyle sont sursaturés d'alcalis et que toutes les sécrétions de l'économie doivent en ressentir le contre-coup.

Les eaux alcalines de Vichy et de Vals exercent certainement une action spéciale sur l'appareil génital de la femme et par conséquent sur les mucus utérins et vaginaux ; ainsi, d'après Durand-Fardel, ces eaux, administrées abondamment, produiraient des cuissons vulvaires et une leucorrhée plus ou moins âcre, et ce mouvement fluxionnaire pourrait aller bien plus loin, surtout si l'appareil utérin était quelque peu susceptible, puisque des congestions utérines, des ménorrhagies, de la vaginite et même de la vulvite, ont été parfois la conséquence de leur administration intempestive.

Les eaux chlorurées sodiques, telles qu'Uriage, seraient encore plus fluxionnaires.

Enfin, les eaux sulfureuses de Saint-Sauveur et de Cauterets produiraient, d'après Caulet et Robert, un écoulement utérin abondant que l'on a qualifié d'hydrorrhée thermale. Le flux émis dans de telles conditions par la vulve serait un liquide clair, aqueux, ne laissant pas de traces sur le linge et s'écoulant à intervalles et par jets.

D'où l'on doit conclure que les eaux sulfureuses congestionnent l'utérus au plus haut degré.

Des observations précédentes, on acquiert facilement la conviction que la question de la stérilité dans ses rapports étroits avec la constitution des humeurs génitales est très complexe.

Les eaux alcalines se bornent-elles à rendre moins acides les mucus vaginaux et vulvaires ? ou bien augmentent-elles l'alcalinité des mucus de l'utérus et de la glande de Bartholin ?

Au premier abord et se plaçant à un point de vue purement chimique, on serait tenté de répondre par l'affirmative.

Mais j'estime que, dans le laboratoire humain, les choses se passent tout différemment et je vais soutenir cette thèse paradoxale que les eaux alcalines diminuent tout à la fois et l'acidité du mucus vaginal et l'alcalinité du mucus utérin.

Etant donné que les alcalins diminuent l'acidité de la sueur, de l'urine, du suc gastrique, etc., il faut admettre qu'il en sera de même pour les mucus vulvaires et vaginaux, et cela est, je l'ai parfaitement constaté en administrant, comme Bence Jones, du tartrate de potasse à haute dose (6 à 8 gr. dans 120 gr. d'eau) ;

au bout de 30 à 40 minutes, l'urine est alcaline, le mucus vaginal et vulvaire sont à peine acides, mais ils le sont encore. Deux heures après, la réaction normale reparaît.

Quoi que l'on fasse, le mucus vaginal n'est ou ne devient jamais alcalin, voilà ce qui pour moi est incontestable.

Mais, comment et pourquoi les eaux alcalines diminueraient-elles l'alcalinité du mucus utérin?

Pourquoi? Mais parce que dans les cas où on a constaté que la stérilité existait alors que le mucus vaginal était normalement acide, il faut bien que tel ait été le rôle des eaux minérales dans la cure, puisque l'on sait que les spermatozoïdes cessent d'évoluer et de vivre dans un mucus utérin trop alcalin.

Mais ce n'est pas là une preuve suffisante et il faut en chercher une plus tangible ; les eaux alcalines en surchargeant le système vasculaire utérin d'un sang extrêmement alcalin modifient probablement tout à la fois et la qualité des mucus secrétés par un fonctionnement plus normal des follicules et la quantité par l'exagération de sécrétion. Le retour à un degré de réaction normale compatible avec la vie des spermatozoïdes serait donc dû tout à la fois et à la dilution du mucus et à sa moindre alcalinisation relative.

J'ajouterai toutefois cette restriction que, s'il est possible qu'un excès d'alcali filtre à travers les glomérules de Malpighi, il est fort probable qu'il n'en est plus de même pour la surface sécrétante des follicules muqueux de l'utérus. Néanmoins, tout concourrait dans le traitement hydro-minéral à équilibrer les réactions des mucus génitaux et en rendant le mucus vaginal moins acide et le mucus utérin moins alcalin, la fécondation deviendrait possible.

Ce qui ne veut pas dire que ce mode de traitement qui, d'ailleurs, répond à une indication très étroite et toujours mal précisée jusqu'à présent est infaillible, et si j'ai dans mes notes quelques guérisons obtenues de cette façon, je pourrais citer un bien plus grand nombre de cas dans lesquels la stérilité n'a nullement cédé et d'autres dans lesquels la guérison a été due à l'amélioration d'affections utérines parfaitement déterminées, telles que métrite, engorgement chronique, phlegmasies péri-utérines, etc.

Je dois, en terminant, dégager des considérations multiples qui précèdent, que le mucus utérin est susceptible de changer de composition immédiate sous l'influence de l'alcalinisation du sang, mais que d'autres conditions peuvent également produire des résultats identiques. Je pourrais répéter à ce propos ce que j'ai dit pour le mucus vaginal, avec cette différence considérable que, sous les influences générales que j'ai signalées, à l'hypersécrétion utérine correspond une diminution du degré d'alcalinité, et que jamais le mucus utérin ne contient de micro-organismes, ce qui prouve qu'on ne l'a jamais rencontré acide ; aucune médication, ni perturbation organique générale n'étant susceptibles de produire ce résultat que la théorie aussi bien que l'observation clinique réprouvent absolument.

Conclusions :

1° L'organisme humain est essentiellement alcalin.

2° La femme est moins alcaline que l'homme.

3° Les mucus vulvo-vaginaux tendent à devenir d'autant plus acides que sa constitution est plus débile ou que son existence est plus mouvementée au point de vue morbide.

Les mucus utérins, dans les mêmes conditions, deviennent moins alcalins.

A l'état de santé correspond donc une acidité légère des humeurs vulvo-vaginales (exception faite de la sécrétion des glandes de Bartholin) et une alcalinité médiocre des mucus utérins.

4° Ces changements de composition sont prouvés par :
Des faits cliniques,
L'analyse chimique,
L'examen microscopique,
Et particulièrement la guérison de la stérilité à certaines sources thermales.

5° Aux changements de composition correspondent l'hypersécrétion, une composition immédiate différente et l'apparition de microogranismes ; toutefois, les mucus utérins constituent un milieu dans lequel ne peuvent jamais se rencontrer de parasites animaux ou végétaux.

6º Malgré ces variations de composition :

Les mucus sécrétés par les follicules mucipares et la muqueuse vaginale conservent toujours la réaction acide.

Les mucus sécrétés par les follicules des cavités cervicale et corporéale et enfin celui de la glande vulvo-vaginale restent invariablement alcalins.

Paris. — A. PARENT, imp. de la Fac. de médec., A. DAVY, successeur, 52, rue Madame et rue M.-le-Prince, 14.

9 782014 468830